AF586255

EXCURSION MÉDICALE
EN ALLEMAGNE.

Munich. — Nuremberg. — Erlangen. — Wurtzbourg.

LETTRES ADRESSÉES A M. LE PROFESSEUR STOEBER,

BIBLIOTHÈQUE ... IMPR.

PAR

G. TOURDES,

PROFESSEUR A LA FACULTÉ DE MÉDECINE DE STRASBOURG.

308.

STRASBOURG,

IMPRIMERIE DE G. SILBERMANN, PLACE SAINT-THOMAS, 3.

1855.

EXCURSION MÉDICALE

EN ALLEMAGNE.

Mon cher collègue,

Je vais suivre, comme vous, un ancien usage cher à nos maîtres, et placer ces quelques lignes sous le patronage de l'amitié. Je réponds à vos lettres si approfondies et si instructives sur l'Allemagne du Nord[1] par le récit d'une excursion rapide dans quelques villes de l'Allemagne méridionale.

Nos confrères trouveront au moins dans cette relation sommaire le plan d'un voyage facile et plein d'intérêt. L'Allemagne, aujourd'hui, nous est ouverte; elle est sillonnée de chemins de fer. Ce ne sont pas, comme chez nous, des lignes droites qui vont de la circonférence au centre et qui rapportent tout à un seul point; c'est un réseau capricieux en apparence, mais dont les sinuosités calculées réunissent les centres divers où se développe, sous des formes si variées, le génie de l'Allemagne.

Voici l'esquisse de ce voyage : On quitte Kehl, pacifique point de départ de tant de touristes, et en quelques heures on est à Fribourg. Le voyageur visite cette université paisible, placée loin du bruit, à l'ombre de sa magnifique cathédrale, la plus gracieuse, la plus téméraire des flèches gothiques, si celle de Strasbourg n'existait pas. Revenant sur ses pas, il se dirige sur Stuttgart, capitale élégante et pittoresque, entourée de collines riantes et de la plus riche végétation; la route cotoie le Necker et, à

[1] *Excursion médicale en Allemagne. — Le Congrès des médecins allemands en 1854. — Gœttingue, Berlin, Dresde, Leipzig.* — Lettres adressées à M. le professeur Tourdes par V. Stoeber, professeur à la faculté de médecine de Strasbourg. 1854.

travers un véritable jardin, elle vous conduit à Canstatt, aussi célèbre par son site que par ses eaux minérales, où tant de mélancoliques et d'hypochondriaques viennent chercher la distraction et la santé. Le chemin de fer quitte Stuttgart et s'engage dans les Alpes de la Souabe, vraiment dignes de ce nom; ici se réunissent, dans un court trajet, les grandes beautés de la nature et les souvenirs historiques les plus chers à l'Allemagne. On passe de la vallée du Necker dans celle du Danube; voici Ulm, ville antique, qui ressemble aux vieux quartiers de Strasbourg et dont la cathédrale avait été bâtie pour devenir la rivale de la nôtre. Augsbourg se montre dans le lointain, et bientôt le pays devient plus monotone, on approche de Munich. Munich, c'est le but du voyage, c'est la ville dont on a peine à se détacher; c'est la cité des monuments, des statues et des tableaux; elle s'est intitulée l'Athènes moderne et elle aspire aussi au premier rang parmi les villes universitaires. Après avoir admiré tant de richesses, il faut revenir sur Augsbourg, et en peu d'heures on est à Nuremberg. Le contraste est frappant; le moyen âge remplace l'antiquité grecque et romaine; Nuremberg, c'est la cité gothique, la ville allemande par excellence, qui conserve, avec un culte pieux, sa physionomie antique et qui imprime le même caractère à ses monuments nouveaux. Après Nuremberg, c'est un pays d'universités; arrêtez-vous à Erlangen, ville paisible, consacrée à l'étude, avec de larges rues et de vastes jardins, où la science semble s'être retirée dans le calme des champs. Le chemin de fer passe devant Bamberg, dont la situation pittoresque domine le pays, et, pénétrant dans la vallée du Mein, après avoir longtemps suivi le cours de cette rivière que longe la voie ferrée, le voyageur arrive à Wurtzbourg, la plus célèbre peut-être, ou, du moins, la plus laborieuse et la plus utile des universités modernes de l'Allemagne. On a peine à s'arracher à cette ville intéressante, pleine de monuments curieux, habitée par tant d'hommes distingués, et où la science est si manifestement en honneur. Voilà une cité universitaire par excellence et qui semble habituée, par son passé, au culte de l'intelligence et au respect de la force morale. Wurtzbourg n'est plus loin de Francfort; le chemin de fer supprime les intermédiaires qui tombent dans l'oubli. En quelques heures vous arrivez à Francfort, ville moderne et cosmopolite, élégante et animée, patrie de la banque et des lents protocoles; ce n'est plus ici le pays des sciences et des lettres, et les questions s'envisagent sous un tout autre point de vue. Le chemin de fer vous ramène à Heidelberg, ville d'université, aussi populaire parmi les touristes que parmi les savants, où s'ouvre la vallée du Necker avec ses admirables ruines. On passe devant Bade, et en quelques heures on est de retour à Kehl.

Telle est l'esquisse de ce voyage qui laisse les plus heureux souvenirs; on a vu Fribourg, Stuttgart, Canstatt, Ulm, Munich, Augsbourg, Nuremberg, Erlangen, Wurtzbourg, Francfort, Heidelberg et Baden, deux capitales et cinq universités, des places de guerre, des villes de commerce et de bains, le Danube, le Mein et le Necker, des vallées riantes et des montagnes pittoresques. Le voyageur a décrit, toujours en chemin de fer, un cercle dont l'étendue est d'environ trois cents lieues, et partout il a trouvé le confortable et les ressources de tout genre qu'on ne rencontre guère qu'en Allemagne.

Combien de temps faut-il pour ce voyage? Cette question est importante pour un professeur de faculté et pour un médecin. Le guide du voyageur à Munich prévient l'étranger qu'il doit consacrer deux mois à la visite de cette capitale et encore ces deux mois sont-ils insuffisants. Peut-être le voyageur n'a-t-il pas deux mois à sa disposition; le guide complaisant lui promet alors une exploration complète en quinze jours. Mais je le devine, ô voyageur pressé et superficiel, ces quinze jours même tu ne peux nous les donner, tu n'as que trois jours pour Munich, c'est déplorable, c'est presque impossible, et cependant essayons encore: voici le plan pour ces trois jours, suis-le fidèlement, et tu partiras sans trop de regrets. C'est ainsi, mon cher confrère, que je résoudrai la question: étudier à loisir est toujours le plus utile et le plus sage. mais quand le temps manque, et c'est peut-être le cas le plus ordinaire pour ceux qui profiteraient le mieux de leurs voyages, il faut se plier à la nécessité et tirer parti de ces trop courtes heures. Pour un médecin, c'est peut-être plus facile encore que pour un autre. Vous l'avez mainte fois éprouvé dans vos voyages, mon cher ami, le titre de confrère n'est pas un vain mot. Partout on trouve des collègues instruits, complaisants et actifs, qui connaissent le prix du temps et qui vous facilitent l'intelligence des hommes et des choses. C'est un honneur pour la profession médicale que ce lien qui existe entre ceux qui l'exercent. Nous nous le sommes dit souvent : le médecin voyage plus agréablement que tout autre; il n'est étranger nulle part; son titre même lui assure une hospitalité aimable et empressée, et souvent des relations durables et utiles ont été le fruit de ces rapides entrevues.

Je crois, mon cher confrère, qu'en trois ou quatre semaines, on peut parcourir avec quelque fruit le cercle que je viens de tracer. J'y ai mis moins de temps, mais en laissant de côté les deux universités du pays de Baden. Au milieu de tant de richesses, il faut savoir choisir et se borner; je ne vous parlerai que de Munich, d'Erlangen et de Wurtzbourg, et je prendrai pour sujet principal de ces remarques les universités, les hôpitaux et les maisons mortuaires.

Munich.

En arrivant à Munich, mon cher collègue, on oublie facilement qu'on voyage dans un but médical. La première pensée est pour les arts, pour les monuments et pour les musées. On admire l'élégance des rues, la magnificence des édifices; on se complaît à examiner toutes les richesses que la volonté d'un seul homme a réunies dans la capitale de la Bavière. Quand on a parcouru les nombreuses églises qui représentent toutes les périodes de l'art chrétien, depuis l'antique basilique jusqu'aux splendeurs de la Renaissance; quand on a visité plusieurs fois la Glyptothèque, l'ancienne Pinacothèque et la nouvelle; quand on a traversé tous les salons de la Résidence, depuis les salles officielles consacrées aux grands souvenirs de l'Allemagne, jusqu'au musée mystérieux où tant d'images charmantes rappellent naïvement les faiblesses du souverain, il faut un certain effort pour s'arracher à la séduction des beaux-arts et pour se dire qu'on est aussi à Munich pour l'université et pour les hôpitaux. Joignez à ces distractions un concert et le théâtre (qui peut oublier la musique en Allemagne!), une course à la Ruhmeshalle, une ascension sur la Bavaria et sur la tour de Saint-Pierre, pour voir l'ensemble de la ville et dans le lointain les pics blanchis qui annoncent le Tyrol, après tant de courses et d'autres encore, vous comprenez facilement, mon cher confrère, qu'on a largement entamé les quatre jours qu'on veut consacrer à Munich.

Un seul monument vous attriste dans cette ville si riante : c'est une pyramide en cuivre rouge, nue et sans ornement, qui s'élève sur une des places publiques ; elle porte cette simple inscription : Aux trente mille Bavarois qui sont morts pendant la campagne de Russie!

Mais effaçons cette triste image ; elle ne cadre pas avec Munich ; c'est une ville animée par les beaux-arts et où le bien-être matériel n'admet pas les pensées mélancoliques. On prétend même que ce bien-être y est l'objet d'un culte un peu trop exclusif. Je ne sais si ce reproche a quelque chose de fondé ; mais il est certain qu'à Munich la vie matérielle ne laisse rien à désirer ; l'*Hôtel-de-Bavière* le dispute aux plus confortables de l'Allemagne, et la bière nationale, si classique qu'on a le droit d'en parler, justifie son immense réputation.

Il faut enfin remplir les devoirs sérieux du voyageur et se diriger vers l'Université et vers les établissements consacrés à l'étude de la médecine. L'Université, c'est un des plus beaux monuments de Munich, bâti à l'extrémité de la Ludwigs-Strasse, non loin de l'arc de triomphe, près du Grand-Séminaire et de l'Institut des jeunes filles nobles. La réunion de ces trois établissements a quelque chose de naïf et de bizarre ; les pieux cantiques des séminaristes se mêlent presque aux douces voix des jeunes filles; ne sont-ils jamais troublés par les chants trop vifs de l'étudiant? Nous ne placerions pas en France le feu aussi près de la poudre.

L'*Université* est un bâtiment grandiose, d'un luxe inconnu parmi nous, où l'on ne traite point la science aussi magnifiquement. C'est, du reste, un édifice principalement consacré à des cours théoriques et à des usages administratifs. La *Bibliothèque* est aussi un des plus beaux ornements de la Ludwigstrass. Ce bâtiment a des dimensions inusitées; l'escalier est d'une magnificence sans égale. Je l'avouerai, mon cher confrère, en gravissant ces degrés, je n'étais pas sans quelque inquiétude; je me défie des péristyles comme des préfaces; mais cette défiance était ici bien injuste; la disposition des salles et la richesse de ce vaste établissement étaient bien en rapport avec les splendeurs du dehors.

A Munich, la ville universitaire est effacée par la capitale et par la cité des beaux-arts; il faut chercher les établissements consacrés à l'instruction, notamment ceux qui concernent la médecine; ils ne frappent pas du premier coup les regards. La faculté de médecine ne forme pas un ensemble, un tout unique; les divers éléments qui la composent sont fractionnés et disséminés. Voici la liste des nombreux établissements qui sont plus ou moins consacrés à l'enseignement médical: l'Hôpital général, l'Anatomie, la Maternité, l'Hôpital des enfants, l'Institut polyclinique, l'Institut pour les maladies des yeux, l'Académie, le Laboratoire de LIEBIG, etc.

Ma première visite a été pour l'*hôpital*, l'*Allgemeine Krankenhaus*, où se trouve la plus grande partie de l'enseignement clinique de l'université. C'est un vaste hôpital, construit pour cette destination, hors de la ville, à dix minutes de distance; il se compose de deux grands carrés, adossés l'un à l'autre et dont tous les côtés sont bâtis; une de leurs faces qui est commune, sépare les deux carrés et forme deux larges cours qui paraissent saines, quoique l'air n'y arrive qu'en passant par-dessus des bâtiments à deux étages, surmontés de greniers. Derrière l'édifice et sur un des côtés, s'étendent de vastes jardins qui renferment l'habitation du chirurgien en chef, la maison mortuaire et la salle d'autopsie.

L'hôpital peut contenir plus de 600 malades; il est presque entièrement consacré à l'enseignement; les services sont confiés aux professeurs des cliniques. Des sœurs sont chargées du soin des malades, et j'ai reconnu avec plaisir le costume que chaque matin nous avons sous nos yeux à Strasbourg; les sœurs de Munich sont du même ordre que celles qui desservent nos salles, et elles s'acquittent de leur mission avec le même dévouement.

Je n'avais point de lettre d'introduction pour nos confrères; M. le professeur Rothmund, chargé de la clinique chirurgicale, faisait alors sa visite; je me présentai à lui et il voulut bien me faire les honneurs de son service et de l'hôpital. Ce service est considérable et les cas chirurgicaux sont nombreux et variés. Je vis entre autres un certain nombre de malades opérés heureusement de la hernie, et chez lesquels on était parvenu à obtenir l'oblitération plus ou moins complète du canal inguinal.

Les salles sont petites; elles contiennent de quinze à vingt malades; elles n'ont qu'une seule fenêtre et une porte, placées aux deux extrémités; les lits, adossés aux murs, forment deux rangées parallèles. Le chauffage se fait au moyen de longs poêles de fonte, qui servent à la fois pour deux et trois étages. On allume le feu du dehors et un seul foyer suffit pour ce chauffage multiple; on est mécontent de ce système qui établit une solidarité fâcheuse entre plusieurs salles. Ces poêles servent en même temps à la ventilation par un système qui mérite d'être exposé.

Quand on a visité beaucoup d'hôpitaux, on devient un peu sceptique en ce qui concerne la ventilation. Quoi de plus ingénieux et de plus grandement établi que les systèmes en vigueur à l'hôpital Saint-Jean de Bruxelles et à Paris, à l'hôpital du Nord, et cependant, s'il est permis de médire d'établissements qui ont coûté, l'un sept millions, l'autre douze pour 600 malades, il m'a semblé que les salles de ces magnifiques hôpitaux n'étaient pas sans odeur. Avec les ventilations les plus parfaites, il est bon d'ouvrir parfois les fenêtres et les portes, et les soins les plus minutieux dans l'application sont toujours la première condition du succès. J'avouerai franchement que dans quelques-unes des salles de Munich j'ai senti de l'odeur, et cependant rien n'est mieux combiné, plus simple et plus actif, que le système qui y est en vigueur.

L'air pur arrive dans la salle à travers des poêles à enveloppes, percées de nombreux trous et qui sont construits à peu près dans le système Peclet. L'air impur s'échappe par des orifices pratiqués au niveau du plancher; des tuyaux conduisent cet air au foyer même du poêle dont il alimente la combustion et qui sert ainsi d'aspirateur. Une tour d'une grande élévation, qui domine l'hôpital, reçoit l'air extérieur par des espèces de tiroirs qui s'ouvrent dans la direction de chaque vent; du haut de cette tour descendent des tuyaux qui portent l'air pur aux poêles à enveloppes; ces poêles en s'échauffant aspirent l'air avec rapidité et le versent en abondance dans la salle, à travers les trous de leurs enveloppes.

Le directeur de notre hôpital m'avait donné une lettre de recommandation pour M. Thor, inspecteur des hôpitaux de Munich, le promoteur zélé, sinon l'inventeur de ce système. M. l'inspecteur a bien voulu me le démontrer dans tous ses détails; il a tenu même, malgré son âge et ses occupations, à me conduire jusqu'au haut de la tour où se fait la prise d'air; j'aurais bien voulu lui éviter cette fatigue, mais il me répondit avec cordialité qu'il avait dérangé dans ses voyages tant de médecins et de directeurs, qu'il se croyait en conscience obligé à cette expiation. M. Thor m'a fait voir avec quelle rapidité circulent dans ses tuyaux, et en suivant la direction utile, l'air pur venant de la tour et l'air impur sortant des salles. Il considère comme un des avantages particuliers à son système, la disposition qui consiste à faire sortir l'air vicié par la partie inférieure de la salle et à verser l'air pur dans les couches supérieures.

Les fonctions d'inspecteur n'ont pas d'analogue dans nos hôpitaux, c'est une surveillance qui s'étend à tous les services administratifs et médicaux; tous les détails sont de sa compétence. L'inspecteur s'occupe même des appareils de pansement, qui ne peuvent entrer dans les salles, sans être suffisamment garnis.

Pour bien connaître un hôpital, il faut le visiter deux fois, la première avec un médecin, la seconde avec un administrateur; j'ai eu ce double avantage à Munich. La tenue de l'hôpital général est parfaite; on doit remarquer l'établissement de bains, les appareils à douches, la distribution de l'eau chaude et de l'eau froide dans les salles, etc. M. THOR m'a fait voir bien des détails qu'on pourrait imiter ailleurs; des lampes de nuit en verre dépoli, suspendues au plafond des salles, et qui ne fatiguent point les yeux des malades; des tasses graduées pour prendre les médicaments; des vases en verre pour pouvoir examiner facilement les sécrétions; des planchers frottés avec l'huile de lin, etc.

Les étudiants ont une salle spéciale; ils y sont traités gratuitement, moyennant un faible abonnement de 24 kreutzers par semestre. C'est une mesure bien utile pour une université nombreuse, un bienfait pour les élèves et une sécurité pour les familles. Trois ou quatre élèves seulement profitaient alors de cette hospitalité.

Une armoire en fer, chauffée à 70° Réaumur, sert à la désinfection des vêtements, et l'on est très-satisfait de ce procédé aussi peu dispendieux qu'expéditif.

Une salle spéciale est destinée aux malades du culte israélite, qui ont aussi leur cuisine particulière. Cette séparation, qu'on attribuerait en France à un esprit intolérant, est au contraire considérée comme une faveur par la population juive.

L'hôpital contient un très bel arsenal de chirurgie, riche en instruments anciens et nouveaux. La salle d'opération est très-claire et entourée d'un amphithéâtre vaste et commode; on y voit les portraits des médecins illustres de tous les pays, des pièces anatomiques intéressantes, et la représentation d'opérés avant et après l'opération, images consolantes pour les patients futurs.

La clinique des maladies des yeux est réunie à la clinique chirurgicale ; il en est de même à Erlangen et à Wurtzbourg ; avez-vous donc seul, mon cher confrère, le privilége de l'ophthalmologie officielle? Le fils du professeur de clinique externe, jeune médecin qui s'occupe avec prédilection des maladies des yeux, opéra devant moi un homme âgé atteint de cataracte. Il fit l'opération par extraction, avec adresse et réussite. Je n'ai pas besoin de vous dire quel souvenir de reconnaissance réveille en moi cette opération que je vous ai vu si heureusement pratiquer. Notre jeune confrère me conduisit ensuite à son domicile, dans un pavillon attenant à l'hôpital. J'assistai à une consultation qu'il donna à une paysanne, venant d'un district éloigné et portant l'antique costume bavarois. La malade fut examinée dans une chambre complétement obscure, à l'aide de l'ophthalmoscope percé d'un trou à la partie centrale et dont le miroir dirige vers le fond de l'œil les rayons refléchis de la lumière d'une lampe. Nous distinguâmes très-bien les traces légères d'une lésion qui commençait au cristallin. Notre jeune confrère était fort indigné contre un médecin, dont j'ai heureusement oublié le nom, et qui venait de revendiquer dans un mémoire l'invention de cet instrument, depuis longtemps connu en Allemagne.

La maison mortuaire (*Leichenhaus*) est parfaitement organisée ; on est frappé du respect pour les morts qu'on observe partout en Allemagne. Cette maison est isolée, et elle communique avec l'hôpital par un large tunnel qui dérobe aux malades la vue des transports funèbres. A l'entrée de la maison est la salle d'attente, où les morts sont couchés sur des lits, garnis de matelats et de couvertures, et aussi bien disposés que ceux que l'on destine aux vivants. Un seul corps était déposé dans la salle d'attente au moment de ma visite ; il avait au doigt le *Fingerhut*, l'anneau auquel est adapté une corde qui aboutit à un ressort d'horlogerie. Le moindre mouvement doit faire partir un timbre qui réveille le gardien et proclame une résurrection. J'avais souvent entendu répéter que, dans beaucoup de maisons mortuaires, ce ressort était très-dur et avait besoin d'un bras vigoureux pour être mis en mouvement ; j'en fis l'essai et je dois à la vérité de dire qu'il fallait une contraction musculaire assez forte pour agiter cette cloche funèbre; je doute qu'elle eût obéi aux tressaillements d'une main mourante. J'examinerai avec quelques détails, mon cher collègue, cette question des maisons mortuaires, et je vous dirai tout d'abord que je suis revenu partisan décidé de cette institution, non pas à cause du *Fingerhut*, que nos confrères d'Allemagne ne paraissent pas estimer beaucoup plus que nous, mais à cause des avantages bien autrement sérieux que présentent ces établissements. Ne traitons cependant pas avec trop de légèreté tout cet appareil qui frappe l'imagination : l'anneau, le dé, la corde et le timbre qui avertit le gardien; si jusqu'ici ils n'ont sauvé personne, c'est par ces moyens cependant qu'on a rendu populaire la cause des maisons mortuaires et qu'on est parvenu à faire généralement accepter cette utile institution.

La salle d'autopsie, attenante à la salle des morts, est commode et très-claire. On y voit un lit en zinc destiné à recevoir le corps des hydropiques. On ne dissèque point dans cette salle; les études anatomiques se font dans un autre établissement.

Je me rendis ensuite aux bâtiments destinés à l'*anatomie*, et qui sont à une petite distance de l'hôpital. A Munich on devient exigeant pour l'architecture; on veut partout des monuments, et j'éprouvai quelque désappointement en m'arrêtant devant une maison assez vaste, mais de médiocre apparence. Au rez-de-chaussée sont les salles de dissection, qui ne sont point en rapport avec le rang que doivent tenir, dans une grande université, les études anatomiques. Le premier étage est occupé par un musée d'anatomie normale et pathologique. un examen rapide ne suffit pas pour juger un musée, et, sans doute, celui de Munich renferme des pièces remarquables; mais, en tout cas, ce musée n'a qu'une étendue médiocre, et ses richesses sont nécessairement peu nombreuses.

On bâtit une nouvelle *Maternité* qui doit être un véritable monument; je n'ai pas été visiter l'ancienne. Vous m'avez chargé de prendre des informations au sujet d'un dispensaire pour les maladies des yeux, *Kinder und Augen-Krankheiten Anstalt*, qui avait autrefois beaucoup de réputation; on m'a dit que son importance n'était plus aujourd'hui la même.

Munich possède toujours son *Institut optique*, fondé par Fronhofer, où l'on fabrique des instruments de précision célèbres dans toute l'Allemagne. C'est de là que vous avez rapporté cette loupe dont nous n'avons pas encore trouvé l'égale. J'ai cependant vu dans les universités, à Wurtzbourg, entre autres, beaucoup plus de microscopes de Paris que de Munich. Quant à Fronhofer, dont vous me demandiez des nouvelles, son buste est depuis longues années, et à juste titre, installé à la Ruhmeshalle, et vous savez que cet honneur ne s'accorde qu'à ceux qui ne sont plus.

L'*Hôpital des enfants* est un établissement nouveau, soutenu par des souscriptions particulières. J'ai eu le regret de ne pouvoir rencontrer M. le docteur Hauner qui est à la fois chargé de la clinique et de la polyclinique des enfants. Cet hôpital est peu considérable; c'est une maison avec un jardin; trois sœurs sont chargées du service; elles m'ont montré le petit établissement qui contenait alors une vingtaine de malades. On espère, grâces au concours des bienfaiteurs, donner à l'institution plus de développement. Quelque restreint que soit cet hôpital, son utilité est incontestable au point de vue de l'enseignement médical; n'oublions pas qu'il est complété par la polyclinique, qui est entre les mains du même professeur; cette clinique à domicile est plus utile encore pour les maladies des enfants que pour celles des adultes.

L'*Académie*, ancien collége des jésuites, réunit de vastes collections qui sont très-loin de l'Université et des établissements purement médicaux. On y remarque surtout une collection de fossiles qui passe pour une des plus riches de l'Europe; on a classé les fossiles par ordre de familles et de terrains; plusieurs salles d'une grande étendue, avec des vitrines élégantes et plus de onze cents tiroirs, renferment tous ces trésors. Les musées de zoologie et de minéralogie ont aussi beaucoup d'importance.

On peut encore revendiquer pour l'enseignement médical le

cours de Liebig, quoiqu'il appartienne à la faculté de philosophie. Ce nom illustre contribue puissamment à la prospérité de l'université de Munich. On a bâti pour Liebig un laboratoire modèle, près du palais de l'exposition, et un logement digne du savant qui l'occupe. Bischoff, ami du célèbre chimiste, loge avec lui; ces deux professeurs étaient alors absents de Munich, et, perdant ainsi une occasion favorable, j'ai dû me contenter de laisser à M. Bischoff le témoignage de souvenir dont vous m'aviez chargé pour lui.

Si nous jetons un coup d'œil d'ensemble sur l'*enseignement médical* de Munich, nous voyons qu'il est donné par un nombreux personnel de professeurs et dans des cours variés, qui représentent toutes les faces de la science. On compte, à la faculté de médecine, 31 professeurs à divers titres et 57 cours, 11 professeurs ordinaires, 4 extraordinaires, 6 honoraires et 10 docteurs, *privatim docentes*, prenant part à l'enseignement. La plupart des professeurs font deux cours, quelques-uns trois et même quatre. Les leçons ont lieu tous les jours, ou quatre et cinq fois par semaine. Toutes les cliniques sont quotidiennes; Bischoff fait six fois par semaine son cours de physiologie, avec les expériences et les démonstrations microscopiques; Siebold fait quatre leçons d'anatomie comparée. Voici quelques-uns des cours qui caractérisent la tendance pratique des études en Allemagne : Démonstrations obstétricales et exercices pratiques, tous les jours par le professeur Weisbrod; exercices de diagnostic médical, par le professeur Gietl; exercices pharmaco-chimiques dans le laboratoire de l'université, tous les jours, sous la direction du professeur Buchner; pratique chimico-médicale, par le professeur Pettenkofer; casuistique médico-légale, par M. Hoffmann; opérations obstétricales, par M. Martin; expérimentation physiologique, par M. Harless; diagnostic physique, par M. Buhl; médecine vétérinaire, par M. Hofer; le microscope au lit du malade, par M. Hessling, etc.

Quand on parcourt ce programme, on comprend la direction des études et les résultats qu'elles doivent produire. L'enseignement, comme la science, est entré en Allemagne dans la voie féconde de la pratique et de l'observation. On s'occupe des élèves, on est en communication avec eux; ils se forment sous l'œil du maître; ils deviennent, sous sa direction, anatomistes, physiologistes, chimistes, micrographes; ils étudient le diagnostic comme un art; ils apprennent à manier toutes ses ressources; en un mot, ils deviennent médecins. En France, l'enseignement a quelque chose de plus brillant et de plus magistral, mais il reste peut-être dans une sphère trop élevée; la parole du maître tombe du haut de la chaire; heureux celui qui peut la saisir; elle fructifiera si elle est reçue par un terrain fertile. Peut-être, mon cher confrère, méritons-nous à Strasbourg, moins qu'ailleurs, ce genre de reproche; nous donnons autant que possible à nos élèves des leçons pratiques et directes, et nous cherchons à en faire des médecins.

La tendance que j'indique n'est pas particulière à Munich; elle existe dans toutes les universités allemandes; elle est même plus prononcée ailleurs, à Würtzbourg entre autres, où elle a produit les plus brillants résultats. Malgré les ressources d'une ville de premier ordre, la faculté de médecine de Munich est inférieure pour le nombre de ses élèves à plusieurs autres universités allemandes; elle compte environ 250 étudiants, tandis que Wurtzbourg en réunit 400 et attire une plus grande affluence d'étrangers. Le temps est un élément nécessaire dans toutes les fondations, et l'université de Munich est récente; elle date de 1828; les traditions sont une puissance, et l'expérience prouve qu'on n'improvise pas les universités.

La *polyclinique* est une des institutions qui caractérisent le mieux la tendance pratique des universités allemandes. J'avais à cœur de connaître ce moyen d'enseignement et d'apprécier sa valeur. A Munich, à Erlangen, à Wurtzbourg, causant avec nos collègues, questionnant des élèves, j'ai partout trouvé la même opinion. La polyclinique est considérée comme l'enseignement le plus utile, comme le complément nécessaire des études médicales. En effet, mon cher collègue, la clinique, telle qu'elle existe parmi nous, ne peut pas initier d'une manière complète à la pratique; sa mission est autre et je ne veux pas diminuer son importance. Que l'élève assiste aux visites les mieux dirigées, qu'il écoute les leçons les plus éloquentes, son embarras sera le même, quand, pour la première fois, il sera seul au lit du malade. Avec la science la plus profonde, l'art lui fera défaut; l'expérience seule peut donner ce qui lui manque; cette expérience il l'acquiert en Allemagne à la polyclinique; c'est sous les yeux mêmes du professeur qu'il fait ses premières armes comme praticien. Voici comment la polyclinique est organisée à Munich: elle est divisée en trois branches, la polyclinique médicale, dirigée par M. le professeur Seitz; l'obstétricale, par M. le professeur Hoffmann; les maladies des enfants, par M. le docteur Hauner. Chacun des professeurs a son assistant.

Un local particulier, dans la Theresien-Strasse, est consacré à la polyclinique médicale. Le professeur s'y rend tous les jours, de onze heures à midi, avec son assistant et les élèves. Chaque jour la consultation est ouverte, et tous les malades qui se présentent sont examinés. En Allemagne comme en Angleterre, on tire un grand parti des consultations pour l'enseignement médical. Ce sont les élèves qui examinent les malades et qui prescrivent les remèdes sous les yeux et sous la direction du professeur. Si le patient peut sortir sans inconvénient, on l'engage à revenir; si la maladie est grave, on continue le traitement à domicile. C'est encore à la même heure qu'arrivent les appels des malades trop sérieusement atteints pour pouvoir se rendre à la salle des consultations.

Le professeur ou l'assistant vont pour la première fois au domicile du malade, avec l'élève qui continuera les visites et restera chargé du traitement.

Tous les jours, à la réunion générale, les élèves rendent compte de l'état de leurs malades; on discute les indications, on rectifie le traitement; si le cas paraît s'aggraver, le professeur ou l'assistant se rend de nouveau, avec l'élève, au domicile du malade.

Le traitement est gratuit; les médicaments sont fournis par la caisse de l'université. Toutes les personnes qui le désirent peuvent s'adresser à la polyclinique, mais elle ne fait pas exclusivement le service des pauvres; des médecins spéciaux sont encore chargés à Munich du soin de la population indigente, qui est libre dans son choix.

Ce simple exposé suffit pour faire apprécier tous les avantages de la polyclinique; quand le jeune docteur quitte l'université, il a un commencement d'expérience; pendant une année déjà, il a été praticien.

J'ai terminé mon séjour à Munich par une visite à la *maison mortuaire*, qu'on peut considérer comme un établissement modèle. Cette maison est située à l'entrée du grand cimetière; elle est d'une architecture simple et grave, et cependant élégante. Les salles d'exposition sont grandes et bien décorées, elles sont ornées d'emblèmes religieux; elles s'ouvrent par des fenêtres et des portes vitrées sur une large galerie de laquelle on découvre tout l'intérieur des salles et où se promènent les visiteurs.

Quand une personne succombe, après une première vérification du décès, au bout de quelques heures, on transporte le corps à la maison mortuaire; il y reste déposé jusqu'à ce qu'il se manifeste des signes de décomposition; on procède alors à l'inhumation et aux cérémonies funèbres.

Le transport à la maison mortuaire n'est pas obligatoire, mais il est entré dans les mœurs; chaque année on compte à Munich plus de 1300 expositions; beaucoup de familles aisées ont adopté cet usage; pour les familles indigentes, dont le domicile se compose souvent d'une seule chambre, la maison mortuaire est une précieuse ressource.

Il y a plusieurs classes d'exposés; les trois premières sont assujetties à une taxe plus ou moins élevée; la quatrième est gratuite.

Les morts sont couchés sur un lit ou dans leur cercueil, la face découverte, revêtus de leurs habits de fête. La salle du milieu, plus élégante que les autres et décorée de fleurs et de feuillage, ressemblait à une chapelle; j'y ai trouvé un mort appartenant à la première classe, en redingote noire, boutonnée jusqu'au menton. Dans une des salles latérales étaient trois autres morts, deux femmes et un homme, habillés aussi avec une certaine recherche, mais dont la mise indiquait une position sociale moins élevée. Plus loin, j'ai vu un groupe d'une douzaine d'enfants en robes blanches, avec des couronnes de roses; on les avait placés à différentes hauteurs, dans des poses variées, pour former un groupe artistique. Ce spectacle était étrange, mais l'impression qu'il causait était plutôt douce que triste. La religion, partout présente avec ses consolants emblèmes, affaiblissait l'horreur qu'inspire l'image de la mort.

Au doigt de chaque personne exposée est un anneau d'où part une corde qui aboutit à un ressort d'horlogerie. Ce ressort est très-faible; la plus légère contraction musculaire le met en mouvement; le timbre d'un réveil sonne aussitôt, et le bruit se prolonge presque indéfiniment; il est impossible que le gardien le moins vigilant ne finisse pas par l'entendre; mais, vous le savez, mon cher confrère, jusqu'ici le timbre n'a été mis en mouvement que par des déplacements accidentels, et n'a encore annoncé aucun retour à la vie.

J'aurais désiré, mon cher collègue, vous dire quelques mots de l'organisation médicale de la Bavière; vous m'aviez fourni l'occasion la plus favorable pour cette étude, en me recommandant à votre ami M. le docteur Œttinger, qui occupe un rang si distingué parmi les praticiens de Munich. M. Œttinger s'est voué à la réforme des institutions médicales de son pays et aux progrès de l'hygiène publique; il a déjà obtenu des résultats utiles. Si j'ai le regret de ne l'avoir rencontré qu'à la dernière heure de mon séjour à Munich, je suivrai du moins, dans son journal (*Ærtzliches Intelligenzblatt*) l'histoire de ses efforts persévérants. Le principe de la limitation du nombre des praticiens régit la Bavière; on l'a plus d'une fois présenté en France comme un remède contre la concurrence illimitée; on a demandé encore l'organisation hiérarchique de la médecine, comme elle existe en

Allemagne. Ce principe et cette organisation sont, au contraire, chez nos voisins l'objet de discussions très-vives; la limitation du nombre des médecins, entre autres, paraît avoir de sérieux inconvénients.

J'étais arrivé au terme des quelques jours que je pouvais consacrer à Munich; il fallait quitter cette capitale de la Bavière que depuis si longtemps je voulais visiter et d'où j'emportais les meilleurs souvenirs. Puissé-je, mon cher collègue, vous avoir fait partager cette impression favorable, et permettez-moi d'espérer que vous accorderez encore votre indulgente attention à une seconde lettre qui vous parlera de Nuremberg, d'Erlangen et de Wurtzbourg.

Nuremberg.

Mon cher collègue,

Nuremberg est digne de sa réputation; c'est la ville allemande par excellence, le moyen âge conservé dans tous ses caractères extérieurs, comme le monde romain à Pompéïa et à Herculanum. La station du chemin de fer elle-même semble remonter au temps de Rodolphe de Habsbourg; les fortifications avec leurs créneaux et leurs tours gothiques complètent l'illusion. Nuremberg n'est pas seulement le moyen âge guerrier et féodal, c'est le moyen âge religieux, artistique et industriel, laissant après lui des monuments de premier ordre qui attestent la richesse de cette antique cité. J'ai cependant éprouvé une déception à Nuremberg, la seule que j'ai rencontrée dans ce voyage; je vous la raconterai, mon cher collègue, pour vous mettre à l'abri d'un accident pareil. Nuremberg possède un *Musée germanique ;* quel titre pompeux et fertile en promesses ! Un musée germanique à Nuremberg, dans la ville qui personnifie l'Allemagne, c'est l'*unité allemande* au point de vue de l'art. Ma première visite fut pour le musée. Je gravis le Burg par un soleil ardent, et dans un bâtiment de chétive apparence, je vis, hélas ! bien peu de chose. Où sont vos Albert Dürer?. Ils sont à Munich ! Munich ne sait donc pas faire de sacrifice à l'unité allemande! Ce qu'il y a de plus intéressant dans ce musée, c'est une vieille tour, reste de château fort, du haut de laquelle on découvre une vue ravissante. Pourquoi passer son temps dans les collections de Nuremberg? Sans aucun doute elles renferment des richesses; la *Moritz-Capelle*, entre autres, contient des toiles précieuses pour l'histoire de la peinture en Allemagne; mais une simple promenade dans les rues de la ville vaut toutes les courses dans les musées; les maisons particulières, comme les monuments, présentent dans leur architecture les symboles les plus purs de l'art germanique.

Parmi les *fresques d'Albert Dürer*, dans le *Rathhaus*, il en est une qui résout une triste question de priorité; elle représente une exécution capitale à l'aide d'une machine qui n'est autre chose que la guillotine moderne; l'identité est frappante. La France a donc le droit de répudier au moins l'honneur de 'invention. Une autre fresque mérite encore d'être remarquée : la Précipitation, conduite par l'Ignorance, dirige vers l'Innocence le Châtiment armé d'un glaive; à l'expression saisissante de ces figures, on voit que l'Innocence n'échappera pas aux coups irréfléchis qui la menacent. Cette fresque, peinte pour la justice humaine, ne contient-elle pas aussi un avertissement pour le médecin ?

Nuremberg n'a que l'extérieur du moyen âge; la vie moderne y circule sous les apparences du passé. C'est une cité riche et active, un des centres industriels les plus importants de la Bavière. Le premier chemin de fer construit en Allemagne a été celui de Nuremberg à Furth Le personnel médical de cette grande cité est nombreux; les établissements sanitaires méritent d'être visités. *L'hôpital*, situé hors de la ville, est considérable, bien aéré et dans une situation très-salubre. C'est un long bâtiment, divisé en salles de petites dimensions, de quinze à vingt lits environ. La salle des morts est très-convenable; elle est disposée comme celle de l'hôpital de Munich, avec des lits, et tout l'appareil qui doit annoncer un retour à la vie.

Le grand *cimetière de Saint-Jean* a un aspect aussi triste que bizarre; les monuments ne sont autre chose que des blocs de rocher, ayant tous la même forme aplatie, et couchés les uns à côté des autres; ces blocs ont leur numéros d'ordre; le n° 649 indique la tombe d'Albert Dürer. Ce cimetière a deux *maisons mortuaires*, bien décorées, et presque riantes; les morts sont déposés dans une seule salle qui peut contenir plusieurs corps. Les portes de ces salles sont larges et vitrées, on voit du dehors tout ce qui s'y passe. J'ai visité ces maisons; un seul mort s'y trouvait, ayant au doigt l'anneau avec la corde et le timbre à ressort. J'ai encore mis en mouvement ce timbre qui ne vibre guère, vous le savez, que pour satisfaire l'innocente curiosité des voyageurs. A côté de la salle d'exposition, se trouve un cabinet de bains et la salle d'autopsie. Rien ne manque dans ces maisons mortuaires; la science comme l'humanité profite de la bonne disposition de ces établissements. Parmi nous, rien de pareil; je ne parle pas des autopsies médico-légales qu'il faut faire en plein air; c'est un usage depuis longtemps consacré; mais les autopsies purement scientifiques, celles qui se font à la demande des familles, il faut les pratiquer au domicile même de la personne décédée, et y introduire ainsi une nouvelle cause de trouble et de deuil. En Allemagne, tout est simplifié; l'autopsie se fait à la maison mortuaire; on sauvegarde les intérêts de la science, et les derniers devoirs rendus aux morts sont conciliés avec les égards dus aux vivants.

En Bavière, la vérification des décès est établie partout; elle se fait jusque dans le moindre village. Sans doute le système adopté laisse quelquefois à désirer, et M. le docteur OETTINGER, dans son journal, fait ressortir d'une manière piquante toutes ses imperfections; souvent, dans les campagnes, cette tâche importante est confiée à des personnages subalternes et d'une conduite plus qu'équivoque, mais enfin l'institution existe et il est plus facile de réformer ses abus que de la créer. En France, vous le savez, mon cher confrère, la vérification des décès n'est faite que dans un certain nombre de villes; malgré l'art. 77

du Code Napoléon, la majorité de nos compatriotes descend dans la tombe sans que personne s'inquiète de savoir si on les y renferme morts ou vivants.

Erlangen.

En moins d'une heure on est de Nuremberg à Erlangen, mais il faut peu de temps aussi, depuis l'ouverture du chemin de fer, pour aller d'Erlangen à Wurtzbourg. Cette proximité aura sans doute pour résultat d'amener beaucoup d'étrangers à Erlangen, mais aussi d'y abréger leur séjour. Quelque rapides que soient les heures que l'on consacre à cette intéressante université, elles compteront parmi les plus agréables et les mieux remplies, si on peut les utiliser comme je l'ai fait, sous un guide complaisant et sûr. Quittant le chemin de fer, j'allai droit à l'hôpital d'Erlangen, où le hasard me fit rencontrer, dès les premiers pas, M. le professeur Dittrich, à qui votre ami, M. le docteur Oettinger, m'avait recommandé. Notre collègue voulut bien me faire les honneurs de l'université, et je le prie de recevoir ici l'expression de toute ma reconnaissance.

Erlangen est une petite ville de 10,000 âmes, avec de larges rues et de vastes places, silencieuse et calme, et où tout semble inviter à l'étude et au recueillement. L'université, fondée en 1743, est moins considérable que ne le fait supposer sa réputation; la faculté de médecine compte environ 90 élèves; l'enseignement est donné par 6 professeurs ordinaires, 3 extraordinaires, 1 honoraire et 2 docteurs, *privatim docentes* La faculté de théologie, qui est la plus nombreuse, est fréquentée par 220 élèves; les cours de droit ont 170 auditeurs. Le programme imprimé des cours officiels contient à la fois les noms des professeurs et ceux des élèves; c'est un usage adopté dans plusieurs universités allemandes.

L'enseignement de la faculté de médecine est très-actif; il comprend une quinzaine de cours en hiver et près du double pendant le semestre d'été. M. le professeur Dittrich est en même temps directeur de l'hôpital général et du musée d'anatomie; il fait tous les jours, de 7 à 8 heures, le cours de pathologie interne; de 8 à 9, la clinique interne; de 10 à 11, la polyclinique médicale. Le cours de physiologie de M. Gerlach a lieu tous les jours; le professeur y joint, six fois par semaine, une leçon d'anatomie des tissus, avec démonstration pratique de l'usage du microscope. Vous voyez par ces exemples que les professeurs sont en Allemagne beaucoup plus occupés qu'en France; l'enseignement, il est vrai, en leur demandant plus de temps, leur assure une position financière plus convenable; un professeur d'Erlangen a des honoraires de 4 à 5000 florins, qui égalent ceux des professeurs de la faculté de Paris. A Wurtzbourg, la position est supérieure encore; un professeur en renom, sans cesser de s'occuper de la science, trouve dans son enseignement les moyens d'élever jusqu'à 15 et 20,000 fr. la rénumération de ses travaux.

Mon intention n'est point de vous faire l'énumération des hommes distingués qui professent à Erlangen; je vous indiquerai seulement quelques cours qui servent à faire connaître la tendance des études. La médecine vétérinaire est enseignée par M. Will, avec la zoologie et l'anatomie comparée. Le directeur de la maison d'aliénés, située à une petite distance d'Erlangen, M. le docteur Solbrig, est en même temps professeur honoraire de l'université, et est chargé de la clinique psychiatrique. Cet établissement est pour Erlangen ce que Stéphansfeld est pour nous; peu d'universités ont, comme Erlangen et Strasbourg, l'avantage de posséder une clinique des maladies mentales. M. le docteur Heyfelder fils, qui porte avec honneur un nom connu dans la science, fait un cours sur les moyens physiques d'exploration des maladies de l'œil. Vous reconnaîtrez encore ici cette tendance pratique des universités allemandes qui cherchent à enseigner l'art en même temps que la science.

L'hôpital d'Erlangen (*Universitæts-Krankenhaus*) est situé à l'extrémité de la ville; il est entouré de champs et de jardins et dans une position très-salubre. Cet hôpital est peu considérable ; il peut contenir au plus une centaine de malades ; il répond amplement aux besoins d'une petite ville comme Erlangen, mais il serait insuffisant pour l'enseignement médical, s'il n'était complété par le service de la polyclinique.

Une faculté de médecine sans vastes hôpitaux et sans cliniques suffisamment alimentées, pèche par la base et ne peut répondre à sa destination ; on le comprend bien à Erlangen et on ne peut qu'admirer avec quelle habileté on a fait naître des ressources et on a profité de toutes celles qui existaient. L'université s'est chargé du service médical de la population ouvrière et indigente ; elle reçoit les malades dans son hôpital ; elle les fait visiter à domicile par ses professeurs et par ses élèves. Les professeurs de cliniques médicale et chirurgicale sont en même temps professeurs de *polyclinique ;* chacun d'eux a un assistant. La salle des consultations est ouverte chaque jour ; les malades s'y rendent et sont examinés par les élèves sous la direction du professeur ; le traitement continue, soit à domicile, soit à la consultation, suivant que l'affection est plus ou moins grave. Chaque jour l'élève rend compte à la conférence de l'état des malades qui lui sont confiés ; les indications et le traitement sont discutés en public ; le professeur et l'assistant vont de nouveau au domicile du malade, aussi souvent qu'ils le croient nécessaire.

Ce n'est pas seulement la population indigente qui profite de ces secours médicaux ; les ouvriers, la bourgeoisie peu aisée reçoivent aussi les soins de la polyclinique. L'abonnement est d'un florin par mois ; on obtient ainsi le droit d'être traité, et la caisse de l'université fournit les médicaments.

La polyclinique est aussi considérée à Erlangen comme le moyen le plus sûr de former des praticiens. En voyant cette institution fonctionner partout avec facilité et rendre les plus incontestables services, on se demande pourquoi l'Allemagne en a le monopole. La polyclinique serait aussi facile à organiser en France qu'au delà du Rhin. Espérons que c'est par Strasbourg que cette institution pénétrera dans les facultés françaises ; notre doyen, M. le professeur Coze, qui a tant contribué à développer parmi nous les études pratiques et qui est parvenu à transformer notre vaste hôpital en services cliniques, ne réussira-t-il pas à enrichir la faculté de Strasbourg de ce complément nécessaire des études médicales ?

L'hôpital d'Erlangen possède un *musée d'anatomie pathologique* qui présente beaucoup d'intérêt ; il est placé sous la direction de M. le professeur Dittrich, qui travaille continuellement à l'enrichir. La spécialité des musées m'a paru admise dans beaucoup d'hôpitaux d'Allemagne ; les professeurs, chefs de service, réunissent avec soin les pièces qui se rapportent aux sujets habituels de leurs études et ils s'en servent soit pour leurs travaux, soit pour l'enseignement. Des collections ainsi organisées sont évidemment plus utiles aux élèves que les vastes musées, espèces de cimetières, où gisent inconnues et oubliées tant de richesses anatomiques. M. Dittrich m'a montré chez un enfant une oblitération du canal artériel qui s'était prolongée dans l'aorte et avait déterminé la mort, en faisant obstacle à la circulation du sang. Il me fit voir ensuite, chez un adulte, une induration cartilagineuse du foie qu'il rapportait à une affection syphilitique. J'ai trouvé dans son musée un exemple extrêmement curieux de diverticulum de l'iléon ; cette pièce a servi de base à l'intéressant travail que M. le docteur Schneider a publié à Erlangen, sur la formation de ces appendices.

La *maternité* est petite, mais bien organisée ; il n'y a pas d'hôpital particulier pour les enfants. La polyclinique est surtout utile pour l'étude de ces spécialités.

Sur la place principale d'Erlangen s'élève l'ancien palais du margrave, qui est aujourd'hui le bâtiment de l'*Université*. Cet édifice renferme quelques collections scientifiques et la bibliothèque, qui est d'une grande richesse et parfaitement disposée pour le travail. C'est encore là que se trouvent les salles des cours théoriques et celles qui sont destinées à des usages administratifs.

L'*anatomie* occupe, sur la même place, un bâtiment d'une architecture élégante, qui était autrefois l'orangerie du palais.

La salle des dissections est grande et saine, elle est décorée avec goût et ornée de fontaines monumentales. J'ai dû me faire répéter deux fois que c'était bien là l'emplacement destiné aux études anatomiques; nous ne sommes pas habitués, en France, à un pareil luxe. A côté de cette salle est un spacieux amphithéâtre où se font les cours d'anatomie et de chirurgie ; plus loin se trouvent les musées, et à l'extrémité du même bâtiment, on a construit de vastes salles et un laboratoire pour les manipulations chimiques. Derrière l'édifice s'étend un jardin botanique disposé avec élégance, et où professeurs et élèves trouvent un air pur et de frais ombrages. Vous allez me rappeler, mon cher collègue, à des observations plus positives. Tout en reconnaissant l'avantage incontestable que présente la réunion dans un seul édifice de tous ces moyens d'instruction, vous me demanderez comment les études anatomiques peuvent fleurir dans une petite ville de 10,000 âmes dont l'hôpital ne contient pas cent malades ? Mon guide répondit à cette objection, avant que je ne l'eusse formulée : Erlangen ne suffit pas pour alimenter les études anatomiques de l'université; les sujets y sont amenés de loin, au nombre de 70 ou de 80 chaque année, par voiture ou par chemin de fer. La maison pénitentiaire de Lichtenau est l'établissement qui fournit le plus grand nombre de corps. J'ai vu le registre sur lequel est inscrit cette lugubre comptabilité. Un corps, venant de Lichtenau, coûte, en tout, 11 florins 36 kreutzers : 8 florins de frais de transport, 1 florin et demi pour le cercueil, 30 kreutzers pour l'enterrement et 50 pour la fosse. De Nuremberg à Erlangen, le transport coûte 3 florins 36 kreutzers, et le corps, tous frais compris, revient à 6 florins 26 kreutzers. Le transport par les chemins de fer est extrêmement dispendieux : le prix est de 16 florins 40 kreutzers pour les sujets que l'on fait venir de la maison de détention de Plassenbourg; le total de la dépense s'élève alors à 20 florins On ne donne que 2 florins 30 kreutzers pour le corps d'un enfant décédé à Erlangen même. C'est la caisse de l'université qui supporte toutes ces dépenses; elle s'en indemnise en exigeant une rétribution de 25 florins par étudiant.

Nos voisins réclament sans cesse l'unité allemande ; c'est le mot d'ordre de tous leurs journaux. Si jamais ces vœux sont exaucés, il est probable que la centralisation frappera bien des victimes qui ne prévoient pas leur destin. N'est-ce pas au fractionnement politique, à l'esprit d'individualisme et de localité, qu'une ville aussi peu considérable qu'Erlangen doit l'avantage d'être une cité universitaire. En France, toute la vie semble se retirer vers le centre. Nous voyons, au contraire, en Allemagne, des universités jeter un vif éclat dans des villes d'un ordre inférieur. Erlangen attire des hommes distingués qui professent avec succès et se font un nom dans la science. Sans parler des travaux spéciaux qui s'y publient, on y trouve aussi une presse médicale périodique. Cette presse n'est pas plus infaillible que la nôtre ; elle vous accuse, mon cher collègue, vous qui avez une connaissance si approfondie de l'Allemagne, de parler de ce grand pays avec légèreté (*Medizin. Neuigkeiten für pract. Ærtzte*, n° 20, 19 mai 1855). Il est vrai que le correspondant du journal n'a vu de vos lettres que l'extrait sommaire qui en est donné par la *Gazette médicale de Paris* (n° 15, 1855) ; il sera le premier à réformer ce jugement, quand il aura lu votre travail.

Wurtzbourg.

Je vous parlerai de Wurtzbourg, mon cher collègue, avec une véritable prédilection. Wurtzbourg est une des villes les plus intéressantes de l'Allemagne ; c'est bien une cité du moyen âge, comme Nuremberg, mais elle appartient à un moyen âge moins sérieux ; la nature y est plus riante, l'art plus élégant ; on voit que cette ville a été une capitale et l'objet particulier de l'affection de ses souverains. Placé sur les bords du Mein, dominé par la forteresse de Marienberg, orné de monuments remarquables, de vastes promenades, de riches églises qui rappellent l'ancienne domination de ses évêques, Wurtzbourg attirera toujours l'attention des voyageurs. Mais quel intérêt plus vif encore n'inspire pas cette antique cité, quand on pense au rang éminent qu'elle occupe dans la science moderne! Il est loin de nous le temps où l'Allemagne se perdait dans les rêveries d'une médecine idéale; «voir, scruter, expérimenter, créer des laboratoires, des instituts anatomiques et physiologiques, arracher à l'organisme ses plus intimes secrets, en employant tous les moyens d'investigation que la chimie et la physique mettent à la disposition du médecin, voilà ce qu'on fait dans les vingt universités allemandes.» Je vous emprunte ces paroles, mon cher collègue, parce qu'elles expriment avec une vérité frappante l'état de la médecine chez nos voisins. Ce mouvement de rénovation de la science par l'observation et par l'expérimentation, dont la France a donné le signal, se poursuit avec éclat au delà du Rhin, et Wurtzbourg est au premier rang parmi les universités qui sont entrées dans cette voie féconde.

Il n'est pas dans mon plan d'énumérer les travaux qui sont dus à cette école; les noms que je vais citer rappellent suffisamment de nombreux services rendus à la science. Wurtzbourg est d'ailleurs une ville essentiellement universitaire, où le passé répond de l'avenir; c'est en 1582 que son université a été fondée. La faculté de médecine compte 11 professeurs ordinaires, 3 extraordinaires, 1 honoraire, 6 docteurs *privatim docentes*. Le nombre des élèves est d'environ 400; c'est une des universités qui attirent le plus d'étrangers. Sur 388 étudiants inscrits dans le dernier programme, on comptait 112 Bavarois et 276 élèves étrangers à la Bavière.

L'enseignement de Wurtzbourg a une grande activité. Le nombre des cours s'élevait à 54 pour le semestre d'été 1855. Les établissements consacrés à l'instruction sont vastes et bien disposés; ils ont l'avantage d'être à proximité les uns des autres. L'Hôpital Julius, la Maternité, l'Hôpital des enfants, l'Anatomie, sont le théâtre des études pratiques. L'Université renferme l'administration et les salles destinées aux cours théoriques.

M. le professeur Dittrich, d'Erlangen, m'avait recommandé à M. Scanzoni qui voulut bien me mettre en rapport avec MM. Virchow et Koelliker. M. Scanzoni est professeur d'accouchement et de clinique obstétricale. Il est directeur de la *maternité* et de l'école des sages-femmes. Il me conduisit dans ces établissements qui répondent parfaitement à leur destination. Le nombre des accouchements est de 5 à 600 par an; il est plus que suffisant pour l'instruction des étudiants et des sages-femmes. La durée du cours est pour ces dernières de quatre mois par année. M. SCANZONI a son musée spécial d'anatomie pathologique; j'y ai vu une collection intéressante de bassins viciés; notre collègue me montra ensuite des instruments obstétricaux inventés ou perfectionnés par lui.

L'*Hôpital* JULIUS est un établissement magnifique dont la richesse est proverbiale; on lui attribue une fortune de plus de six millions de florins. Les salles sont petites; elles ne contiennent généralement qu'une douzaine de lits. Les cours sont vastes; un jardin s'étend derrière l'hôpital. La pharmacie est d'un luxe peut-être excessif. Il n'y a point de système particulier de ventilation. La salle des morts est très-convenable; les corps sont déposés sur un lit, ils ont au doigt l'anneau accoutumé. Avec les revenus considérables de cet établissement, on pouvait cependant s'attendre à quelque chose de plus confortable et de plus grandiose; cet hôpital ne fait pas la même impression que ceux de Bruxelles et de Louvain. Une aile du bâtiment renferme l'asile des aliénés; cette proximité est fâcheuse; on s'occupe de placer cet asile dans une situation plus convenable. MM. les professeurs MORAWEK et BAMBERGER sont chargés des cliniques chirurgicale et médicale. M. le docteur FRIEDREICH (*Privatdocent*), dont le père, maintenant retiré à Wurtzbourg, a publié des travaux importants, entre autres un traité complet de médecine légale, a bien voulu me servir de guide dans ma visite au *Julius-Hospital.*

L'*Hôpital des enfants* est très-petit; il ne contenait au moment de ma visite que 11 malades; ici encore l'étude des affections du premier âge est complétée par le traitement à domicile. M. le docteur RINECKER est à la fois professeur de matière médicale, de maladies des enfants et de polyclinique. Cet hôpital renferme un certain nombre de chambres à un ou deux lits, qui sont destinées aux étudiants malades; un abonnement d'un florin par semestre, qu'ils paient en s'inscrivant, assure aux élèves le droit d'être traités dans cet établissement.

La *Maison des épileptiques* est voisine de l'hôpital; on ne peut qu'applaudir à la pensée qui a fait créer cet asile et à la manière dont il est disposé. C'est un bâtiment bien situé, entouré de jardins; n'ayant qu'un rez-de-chaussée et un premier étage, avec une chapelle au centre, à laquelle toutes les salles aboutissent. L'asile contenait 38 épileptiques, qui paraissaient l'objet des soins les mieux entendus. Il serait bien à désirer que l'on créât en France des établissements pareils; les épileptiques sont repoussés de la plupart des asiles d'aliénés, à moins qu'ils ne présentent des traces évidentes de perversion mentale; ils ne sont accueillis qu'avec répugnance dans les hôpitaux ordinaires, qui, en réalité, ne sont pas faits pour eux, et cependant quelle catégorie de malades a plus besoin des secours publics, quand la misère vient encore aggraver le poids de cette cruelle infirmité?

La *polyclinique* tient aussi sa place dans l'enseignement de Wurtzbourg; elle est organisée comme à Erlangen et à Munich. Tous les jours, de onze heures à midi, le professeur et les élèves se rendent à la salle des consultations, les malades y viennent; le traitement est continué ou commencé à domicile, suivant la gravité des cas. A chaque séance l'élève rend compte de ce qu'il a vu, le professeur donne ses avis et ses conseils. L'observation est écrite avec soin, et si la maladie se termine par la mort, l'autopsie est faite au cimetière. C'est la pratique médicale régularisée et soumise au contrôle de la science. Toutes les personnes qui le désirent peuvent être traitées à la polyclinique, les soins sont gratuits et les médicaments sont fournis par la caisse de l'université. Mais ce service n'est pas obligatoire pour les pauvres; il existe, en même temps, d'autres médecins chargés officiellement du traitement de la population indigente.

L'*Anatomie* est un bâtiment nouveau, construit à une petite distance de l'hôpital et qui renferme tous les services d'anatomie, de médecine opératoire et d'anatomie pathologique.

L'espace y est prodigué ; chaque branche d'enseignement a son domaine particulier. Ce bâtiment contient les salles de dissection et de médecine opératoire, l'amphithéâtre pour les autopsies, l'amphithéâtre pour les leçons, plusieurs auditoires ou salles d'étude et des salles pour les professeurs qui peuvent s'y livrer à leurs travaux. En France, le professeur ne possède guère à la faculté que l'espace qn'il occupe pendant qu'il est en chaire ; nos collègues d'Allemagne sont grandement installés dans des salles commodes où ils ont sous la main tout ce qui peut leur servir.

J'ai trouvé M. le professeur Virchow sur son champ de bataille, le scalpel à la main, faisant lui-même une autopsie. Vous vous rappelez le mot de Newton, à qui l'on demandait le secret de ses découvertes ; c'est *en y pensant toujours* qu'il était arrivé au but. C'est là aussi l'explication de ces travaux allemands qui nous étonnent par leur nombre autant que par leur valeur. Nos confrères sont toujours à l'œuvre, ils marchent d'un pas sûr et continu dans la voie de l'observation. M. Virchow pratique lui-même, ou fait faire sous ses yeux, presque toutes les autopsies de Wurtzbourg. Tous les individus qui succombent à l'hôpital passent par cette salle d'autopsie ; on envoie en même temps une note détaillée sur la maladie, avec le diagnostic du médecin traitant. L'ouverture du corps est faite en présence des élèves, et le professeur dicte lui-même le protocole. M. Virchow fait, en outre, au cimetière de la ville une douzaine d'autopsies par mois. Le cimetière de Wurtzbourg possède, comme ceux de Munich et de Nuremberg, une maison mortuaire organisée avec toutes ses dépendances. Une salle d'autopsie y est attenante ; et quand je consultai M. Virchow sur la valeur de l'institution, il me répondit que cette salle en constituait, à ses yeux, le mérite principal. Vous le voyez, mon cher collègue, sous le rapport de la science, les maisons mortuaires ont aussi leur utilité.

M. Virchow voulut bien me faire profiter d'une de ses autopsies toute récente, signalant un fait nouveau : il me montra une incrustation calcaire de la muqueuse de l'estomac et des bronches; l'incrustation était sensible au toucher, et le microscope indiquait la présence de l'élément calcaire dans les glandes et dans les fibres du tissu. Notre confrère me fit voir une collection intéressante d'os rachitiques qui ont servi de base à son curieux travail sur cette affection (*Archives d'anat. pathol.*, 1853). Des sections transversales et verticales montrent que la maladie commence à l'épiphyse par une couche bleuâtre placée entre l'os et l'épiphyse elle même, et qu'une couche semblable se forme entre l'os et le périoste; c'est dans l'intérieur de cette couche que se dépose la substance osseuse nouvelle. Toutes les courbures très-prononcées sont dues à une fracture; plusieurs pièces le démontrent et expliquent la formation du cal. A mon retour à Strasbourg, j'ai pu m'en convaincre encore, en faisant l'autopsie d'un enfant rachitique. La pièce est conservée et forme le noyau d'une collection utile. Plusieurs pariétaux malades permettent d'étudier le mode de lésion de ces os : l'altération commence à la surface, du côté du périoste; dans la partie restée spongieuse, les corpuscules osseux deviennent plus grands et irréguliers.

M. Virchow est conservateur des collections d'anatomie pathologique; il fait cinq fois par semaine un cours d'anatomie pathologique spéciale; et six fois par semaine, pendant deux heures, des démonstrations d'anatomie morbide et un cours pratique de micrographie pathologique. Il fait, en outre, un certain nombre de leçons sur les maladies congéniales. Cet enseignement n'est pas toujours donné *ex cathedrâ;* les élèves travaillent dans l'auditoire, sous la direction du maître. Tout est organisé de manière à simplifier et à faciliter les études; M. Virchow a même fait construire une table allongée avec un petit chemin de fer pour le transport du microscope; l'instrument chargé de la préparation circule sur des rails et amène devant chaque élève, sans être ébranlé ni dérangé, les objets qui doivent être examinés.

M. Koelliker est directeur des instituts anatomique, physiologique et zootomique. Il fait, tous les jours, un cours de physiologie; deux fois par semaine, des démonstrations de physiologie expérimentale; trois fois par semaine, un cours sur le développement de l'homme, et cinq fois par semaine, un cours pratique d'anatomie des tissus. Avec tant d'heures consacrées à l'enseignement, il a trouvé le temps nécessaire pour terminer son grand ouvrage et pour publier les travaux qui ont porté si loin sa réputation d'anatomiste. Comme M. VIRCHOW pour l'anatomie pathologique, M. KOELLIKER, pour l'anatomie des tissus, fait étudier les élèves sous ses yeux. Il met à leur disposition une vingtaine de microscopes, la plupart d'Oberhæuser, et il dirige lui-même les préparations. L'université de Wurtzbourg possède, en matériel, une richesse inconnue parmi nous; on ne recule devant aucune dépense utile. M. KOELLIKER a bien voulu me montrer les musées d'anatomie normale et pathologique qui sont placés dans le même bâtiment; ils occupent de vastes salles au premier étage; ces musées sont riches et à portée des cours qui leur font de larges emprunts. J'y ai vu les pièces de HEINÉ sur la régénération des os, des luxations de l'atlas, des ostéophytes de diverses parties du système osseux. J'avais remarqué une tête parfaitement disposée pour l'étude de la dentition; je reconnus son origine toute française, elle venait de Paris, de l'atelier de préparations anatomiques de la rue de l'Ecole-de-Médecine.

Parmi les cours qui se font à l'université de Wurtzbourg, je mentionnerai encore des leçons spéciales et pratiques sur les diverses branches de la séméiologie, sur les maladies des yeux, sur l'art du dentiste, sur les affections des oreilles. M. le docteur SCHMIDT professe à la fois la médecine légale et la médecine vétérinaire; il fait deux cours de médecine légale distincts, l'un pour les médecins, l'autre pour les juristes.

Je quittai Wurtzbourg, mon cher collègue, avec le regret de ne pouvoir y prolonger mon séjour et avec une vive reconnaissance pour l'accueil que j'y avais reçu. M. VIRCHOW voulut bien au départ me donner quelques-unes de ses publications récentes; un travail entre autres d'une haute importance pour l'hygiène publique, *Die Noth im Spessart*, analyse saisissante et profonde des effets de la famine et des maladies qu'elle produit.

Le chemin de fer, en quelques heures, nous conduisit à Francfort. Ici se terminait mon voyage médical; Francfort n'a qu'une importance médiocre au point de vue des sciences et des arts. Je visitais cependant quelques hôpitaux, l'*Hôpital israélite*, qui n'avait alors qu'un seul malade et qui peut en contenir une trentaine, et l'*Hôpital des étrangers* que dirige aujourd'hui un ancien élève de notre faculté, M. le docteur Varentrapp. L'Hôpital des juifs, fondé par des souscriptions particulières, reçoit les bourgeois israélites qui paient une cotisation de 6 florins; cet établissement ressemble plutôt à une maison de santé qu'à un hôpital. On voit de ses fenêtres l'ancien cimetière avec ses pierres couchées, ayant toutes la même forme et dirigées vers l'orient. L'Hôpital des étrangers est le plus considérable de Francfort; il est construit pour 300 malades, mais il n'en renfermait que 190 le jour de ma visite. Les salles sont de douze lits, elles sont parfaitement tenues; les corridors sont larges et aérés. Le directeur me fit remarquer qu'il avait su rendre inodores les fosses d'aisance sans adopter le système anglais; les cabinets sont loin des salles, placés au-dessus d'un égout qui aboutit au Mein. Dans un cabinet attenant à la salle même, se trouve une fosse mobile pour les malades qui ne peuvent sortir. Cet hôpital, malgré son nom, ne s'ouvre gratuitement qu'aux étrangers qui sont employés à Francfort comme ouvriers et comme domestiques; les autres doivent payer leur séjour, et c'est dans le cas seulement de dénûment absolu, que la police fait les frais du traitement; ce cas doit être rare, quand on songe aux difficultés qui empêchent l'entrée des étrangers pauvres en Allemagne.

Francfort possède un vaste cimetière avec des monuments somptueux. La *maison mortuaire* est organisée dans un autre système que les établissements de la Bavière. Au lieu d'une salle commune pour l'exposition des morts, ce sont des cellules isolées, sombres et froides, espèce de tombes anticipées qui semblent aussi irrévocables que le sépulcre lui-même. Le dé est posé sur les cinq doigts; le ressort est d'une détente facile; le timbre est éclatant, mais rien ne rassure; malgré le style simple et élégant de l'édifice, et la propreté qui y règne, cette maison cause une impression pénible. On se prend à regretter les fleurs et les emblèmes de Munich, où l'on a su donner quelque chose de consolant et de religieux à l'aspect de la mort. La maison mortuaire de Francfort s'ouvre d'ailleurs assez rarement ; toutes les cellules étaient vides au moment de ma visite et depuis trois jours aucun mort n'y avait été déposé. L'examen de cette maison mortuaire n'a nullement modifié ma manière de voir sur la valeur de l'institution ; je résumerai en quelques mots ses avantages : certitude de la vérification des décès; lieu de dépôt pour les morts, utile dans les grandes villes, indispensable pour la population pauvre; facilité des explorations scientifiques et médico-légales. C'est surtout en temps d'épidémie que ces lieux de dépôt auraient les plus grands avantages; ils rendraient possible l'enlèvement rapide des corps, en mettant obstacle à l'abus si déplorable des inhumations précipitées.

J'ai terminé, mon cher collègue, la relation de ce voyage, où j'ai vu tant de choses intéressantes et utiles; ajouterai-je à ce récit des conclusions ? Je me contenterai d'exprimer quelques vœux : Pourquoi ne pas chercher à introduire dans nos institutions françaises, si remarquables à tant de titres, quelques-uns des avantages que présentent les institutions d'outre-Rhin ? Je demanderais pour nos facultés de médecine des bâtiments aussi spacieux, aussi commodes que ceux que possèdent les universités allemandes; je demanderais pour elles un matériel aussi riche, aussi bien adapté aux exigences des études pratiques. Réclamerais-je encore un peu de *self government*, une étincelle de cette vie indépendante qui disparaît si vite, quand la centralisation s'applique aux petites choses? Mais je dois me borner à des vœux plus modestes; j'exprimerais le désir que l'on fit à Strasbourg l'essai de la polyclinique, et comme rêve de philanthrope, l'espoir qu'on introduira un jour en France l'institution des maisons mortuaires.

J'ai quitté, comme vous, l'Allemagne, mon cher collègue, avec l'intention formelle d'y revenir. L'occasion est favorable ;

Vienne va réunir dans un congrès médical toutes les célébrités de ce grand pays. Mettez à exécution votre projet d'assister à cette fête de la science ; revenez, riche d'observations nouvelles, donner une suite à vos études si intéressantes sur l'Allemagne du nord.

Laissez moi profiter de cet échange de lettres où nous retraçons d'agréables souvenirs, pour vous renouveler l'assurance de mon sincère attachement.

Votre ami, G. Tourdes,
professeur à la faculté de médecine de Strasbourg.

www.ingramcontent.com/pod-product-compliance
Lightning Source LLC
LaVergne TN
LVHW012022160826
845678LV00002B/971

* 9 7 8 2 3 2 9 6 6 9 4 5 8 *